El Plan Maestro para un Reavivamiento

El Plan Maestro para un Reavivamiento

Cómo el mensaje de salud ayudó a dar vida a una iglesia moribunda

F. E. Ramirez, M.D.

Cari Haus

HealthWhys Lifestyle Medicine

Gracias especiales

a

Katie Snyder

y

Marco Balaz

Por su participación en contar esta historia,

y a Dios

por hacerlo todo posible.

A Mauro Gutiérrez y al Dr. Ramírez por la traducción.

CONTENTS ▌

Capitulo 1

La difícil situación de una iglesia moribunda

Durante muchos años, la Iglesia Adventista del Séptimo Día de Dundas en Sídney, Australia, fue el hogar espiritual de una próspera comunidad de fe. Creyentes de todas las edades se reunían allí semanalmente (y también entre semana) para adorar, tener compañerismo y encontrar consuelo en la vida cotidiana.

Cuando Marko Balaz, miembro de mucho tiempo, comenzó a asistir a la iglesia de Dundas de Sídney en 1994, recuerda que había alrededor de 120 miembros activos. La iglesia era una iglesia de etnia croata, ya que los miembros, en su mayoría inmigrantes, hablaban su idioma nativo en los servicios de adoración.

Sin embargo, con el tiempo hubo problemas. A medida que crecían los niños de la iglesia, la segunda y la tercera generación se mudaron o se integraron en iglesias de habla inglesa de Australia y nadie tomo su lugar. La asistencia disminuyó a tal punto que, en una hermosa iglesia con suficientes asientos para 220 personas, solo asistían 14 miembros de la iglesia la mayoría de los cuales eran ancianos. Además la iglesia estaba enfrentando una serie de problemas. La iglesia que una vez había sido tan feliz se había convertido en un desafío. Las cosas se pusieron tan mal que incluso se habló de cerrarla para siempre.

Años Después

Al pasar los años (2022) encontramos una historia bastante diferente. ¡La iglesia está viva y goza de bienestar! Se llevan a cabo actividades enfocadas en las necesidades de la comunidad en sus hermosas instalaciones todos los días de la semana. La asistencia semanal a la iglesia, que abarca todos los grupos de edad, es cercana a cien. Cuando la iglesia lleva a cabo programas especiales para la comunidad, asisten felizmente más de 80 visitas de la comunidad.

¿Qué sucedió que transformó tan positivamente esta iglesia? Las respuestas son simples. La iglesia siguió la instrucción que Dios dio, el "plan", para cambiar las cosas. ¿Cuál es este plan? Solo un conjunto de pasos transformadores (pero bíblicos) que cualquier cuerpo de iglesia puede seguir. Esos pasos se describen en los siguientes capítulos, entretejidos en la historia de la iglesia de Dundas.

Capítulo 2

Oración, Voluntad y Fe

Con la membresía en un declive tan pronunciado, los líderes de la iglesia tenían todas las razones para sentirse desanimados. Las cosas ciertamente no iban bien. Sin embargo, los líderes de la iglesia no se desesperaron. En lugar de perder la esperanza, llevaron el asunto a Dios en oración. Formaron un pequeño grupo para interceder por la congregación, comenzaron a orar juntos a las 5:30 AM los domingos por la mañana.

En su estudio bíblico, los líderes de la iglesia habían notado que justo antes de que Dios hiciera algo grandioso, la oración casi siempre estaba involucrada. Así fue como sucedió. Así que oraron, y oraron por grandes cosas.

"Pedimos fervientemente la sabiduría de Dios", dice Marko. "Humildemente le pedimos a Dios que nos guiara, qué hacer y cómo hacerlo. Y creímos que estaría con nosotros".

En la década de 1990, Marko había experimentado un poderoso sueño sobre la iglesia. En su sueño, Marko caminó hasta la puerta principal de la iglesia y la encontró tan llena que ¡apenas podía entrar! Tuvo este sueño cuando iglesia estaba en declive, Marko les contó a los otros miembros de la iglesia su sueño. Sintiéndose alentados, adoptaron el sueño de Marko para que se convirtiera también en su sueño. Luego, oraron aún más.

Siguieron adelante en la fe

Cuando la membresía estaba en su punto más bajo y se habló de alquilar o incluso cerrar la iglesia, los pocos miembros disponibles optaron por tomar una ruta diferente. Creyendo que Dios podía y que les enviaría más miembros, renovaron el edificio de la iglesia por dentro y por fuera. Al ser una congregación bastante frugal y sacrificada, pudieron pagar las renovaciones con efectivo. Cuando terminaron, se actualizó cada área de la hermosa iglesia. Además del santuario, ahora había oficinas bien planificadas y cuidadosamente amuebladas, habitaciones para niños, un salón para comidas e incluso una cocina comercial.

Estaban animados y dispuestos

Durante muchos años, el ministerio de la congregación (étnicamente Croata) había servido bien a la comunidad. Mientras oraban acerca de los problemas que enfrentaba la iglesia, los líderes comenzaron a sentir que la iglesia debería tener una naturaleza más internacional. Se convencieron de que, para ampliar el alcance de la iglesia y llegar a más personas, la congregación debería convertirse en una iglesia de habla inglesa, que es el idioma oficial de Australia.

Esta no fue una decisión fácil. La congregación se sentía bastante cómoda dentro de su cultura de mucho tiempo. Pero, después de mucha oración y conversación continuas, se tomó la decisión. Luego, los miembros de la iglesia y la congregación se unieron e hicieron que sucediera la transición. Nada de lo que siguió a continuación podría haber ocurrido si la iglesia no hubiera estado dispuesta a cambiar. Pero bajo la guía del Espíritu Santo, permanecieron abiertos y entusiastas, incluso cuando esa dirección no estaba en la dirección que ellos personalmente preferían.

Capitulo 3

Solicitud de ayuda y planificación

Un cuarto paso que tomó el liderazgo fue pedir ayuda. En su búsqueda por hacer lo mejor para la iglesia, recibieron orientación y asistencia de varios ministerios. El pastor Gary Kent (del programa de televisión australiano *The Incredible Journey,* que es como Escrito Está), quien se unió al pequeño grupo para una de sus reuniones de oración, le sugirió a Marko que la ubicación de la iglesia de Dundas sería ideal para empezar una escuela bíblica. (La iglesia de Dundas estaba en un lugar muy visible, en el centro de la próspera ciudad de Sídney).

Después de reunirse para considerar el asunto, los miembros de la iglesia votaron unánimemente para seguir adelante con los planes para una escuela bíblica. En 2019, la iglesia de Dundas hizo arreglos para que el pastor Louis Torres (que estaba trabajando con *Adventist World Radio[Radio Mundial Adventista]*) y su esposa Carol vinieran de Estados Unidos y organizaran una escuela de evangelismo para laicos. Mientras reunía a su equipo, el pastor Torres pidió a dos obreros bíblicos (Katie y Joseph Snyder) que vinieran de Nueva Zelanda. Katie tenía 14 años de experiencia en el campo como trabajadora bíblica. La familia Snyder, tal como el Dr. Eddie ramirez, eran graduados de la escuela de evangelismo laico *Mission College of Evangelism* (dirigido por el pastor Louis Torres y Carol).

Solo había un problema: los Snyders, que vivían felices en Nueva Zelanda en ese momento, no tenían intención de mudarse a Australia. Sin embargo, la pareja tenía el compromiso de ir a donde Dios los llamara. Y cuando se les hizo el llamado, ¡ellos acudieron!

Planificando bien

Con ese equipo: Gary Kent, 'The Incredible Journey', el pastor y la Sra. Torres, los Snyders y otro obrero bíblico, la planificación para el crecimiento de la iglesia comenzó en serio.

Como parte de su planificación, el equipo de liderazgo dividió sus esfuerzos de alcance en un ciclo de evangelización de 6 meses. Este ciclo de 6 meses tuvo programas regulares de divulgación de salud salpicados con una serie de evangelización de cosecha planeada para el final. El plan era comenzar a ofrecer programas de inmediato y "salpicarlos" regularmente durante los seis meses del ciclo. Además de los programas relacionados con la salud, también hubo actividades periódicas que se llevaron a cabo todas las semanas, como:

- Miércoles: reunión de oración
- Viernes por la noche: un momento social con un poco de canto y algo de comida.
- Sábados por la mañana:
  Una Escuela Bíblica (nombre en clave para la Escuela Sabática)
  El servicio religioso semanal (al que se invitaba a la gente después de asistir a la Escuela Bíblica)
  Una deliciosa comida compartida en la iglesia cada semana

"La comida compartida semanal no es algo negociable", dice la obrera bíblica Katie Snyder. "No es lo suficientemente bueno tener un gran servicio en la iglesia y luego simplemente decir '¡Adiós, que tengas una gran semana!' Tienes que sentarte y charlar".

"Contábamos con un equipo de damas maravillosas y muy comprometidas que, literalmente, traían una gran cantidad de comida", se ríe Katie. "Hasta el punto en que sobraron 12 canastas que los obreros bíblicos comieron la semana siguiente".

"No se puede traer gente a la iglesia sin un ministerio de hospitalidad", reitera Katie. "Es un verdadero pilar para poder hacer que la gente siga viniendo. Realmente necesitas conocer a la gente y conectarte con ellos".

Además de las actividades y el ministerio de hospitalidad, la iglesia mantuvo un calendario de próximos eventos en el vestíbulo. De esta manera, las personas que vengan a la iglesia podrían estar al tanto de los programas futuros. Los anuncios sobre los próximos eventos también se hicieron semanalmente desde el frente de la iglesia.

Todo el plan se desarrolló con mucha oración.

"La oración debe ser la base de la planificación", dice Katie. "Eso no es negociable".

Capitulo 4

Ejercitando el brazo derecho del evangelio

"Hay varias herramientas en el oficio de obrero bíblico", dice Katie. "Uno de los mejores y más poderosos de ellos, para hacer que las cosas funcionen, es el evangelismo de salud". Con la dirección y la ayuda de Dios, la iglesia usó esa herramienta y mucho más.

Uno de los programas que se llevaron a cabo desde el principio fue una serie de salud con el Dr. Eddie Ramírez (Director de Ministerios de Salud de la *Conferencia de Pensilvania*). Las personas que asistieron al programa, que se denominó "Cena con el Doctor", recibieron una deliciosa comida y el beneficio de una interesante charla sobre salud. También se les entregó el libro que el doctor Ramírez escribió de manera gratuita, siempre y cuando completaran una encuesta que proporcionara su información de contacto y que indicaran qué tipo de programas les interesarían en el futuro. El Dr. Ramírez impartió un seminario de toda una semana con más de 80 visitas por noche. Al comienzo de cada seminario, el pastor decía algunas palabras. Cuando terminó el programa, los miembros de la iglesia y otras personas tuvieron la oportunidad de visitar a las visitas.

Reagruparse después de un contratiempo

La obra de revivir la iglesia no iba a estar exenta de contratiempos. Justo cuando las cosas realmente se pusieron en marcha (en marzo de 2020), llegó la pandemia de COVID. La escuela bíblica, junto con muchas otras actividades potenciales, se cerraron rápidamente. Australia fue particularmente estricta; prácticamente todo se detuvo y la gente quedó encerrada.

Gary Kent, el pastor Torres y los asistentes a la escuela bíblica enfrentaron una elección difícil. Abandonar el país o permanecer atrapados allí durante un período de tiempo prolongado (y desconocido). Después de discutir las diversas opciones, decidieron que lo mejor era que el pastor Torres y la mayoría de los asistentes se fueran. Solo quedaron los Snyder. Para el proyecto incipiente, parecía que todo había acabado.

Sin embargo, en lugar de desanimarse, el equipo de liderazgo se reagrupó. Durante un lapso de seis semanas, enfocaron sus esfuerzos a las redes sociales.

"No crecimos en la era de las redes sociales, por lo que el lado tecnológico fue un verdadero desafío para nosotros", dice Katie, a pesar de esto (y con la ayuda de Dios), el equipo pudo implementar las herramientas que necesitaban. Una de esas herramientas fueron los estudios bíblicos en línea. Con tanta gente encerrada, parecía un buen momento para esto.

Desde su puesto en el extranjero, el pastor Torres continuó ayudando. Las reuniones de Zoom se convirtieron en la forma de comunicación número uno para el pequeño grupo. El pastor Torres ayudó con la escuela sabática por Zoom e incluso filmó una serie evangelística completa desde los EE. UU. para transmitir en vivo.

La iglesia también ofreció *vía rápida durante el encierro*, un programa de estudio bíblico mejorado en el que la obrera bíblica Katie estudiaba con personas todos los días en lugar de una vez por semana. Esto continuó durante seis semanas hasta que las cosas se abrieron nuevamente.

"El confinamiento fue en realidad una bendición disfrazada", explica Katie. "Para cuando se reabrieron las cosas, teníamos seis personas listas para el bautismo".

Después de estar en casa durante tanto tiempo, muchos miembros de la comunidad estaban ansiosos por asistir a los programas. Una vez que las cosas finalmente comenzaron a abrirse nuevamente, la iglesia de Dundas fue una de las primeras en reabrir sus puertas.

Debido a que solo diez personas podían reunirse a la vez, los líderes pidieron a los miembros de la iglesia que se quedaran en casa y se unieran a la transmisión en vivo. A medida que el gobierno permitió más y más personas, se les dio prioridad a los visitantes. Pronto se les permitió 20 visitantes, luego 50. Los miembros de la iglesia continuaron adorando por Zoom desde casa mientras los visitantes llenaban los espacios permitidos hasta que la iglesia pudo reunirse nuevamente.

"Simplemente les dimos de comer y continuamos trabajando con ellos", dice Katie. "Ha sido un privilegio maravilloso ver las cosas extra-ordinarias que Dios ha hecho en esta iglesia".

Capitulo 5

Orar y difundir la Palabra

A medida que el alcance comenzó a cobrar fuerza, la iglesia continuó con sus esfuerzos de oración. Las reuniones de oración del equipo de liderazgo dos veces al día (a las 7 am y a las 7 pm) continuaron. Juntos en Zoom, la iglesia imploró a Dios por ayuda. La reunión de oración ha continuado incluso después de que vieron el éxito. ¡No es *negociable!*

Como dice Katie, "nada sucede sin orar". Así que oraron, continuaron orando y nunca se dieron por vencidos mientras trabajaban en el plan.

Difundir la Palabra

Parte del plan de 6 meses era tener una ronda continua de actividades organizadas por la iglesia para que siempre hubiera algo poder invitar a la gente.

Tan pronto como Australia comenzó a reabrir, los obreros bíblicos fueron directamente a las puertas. Otro obrero bíblico se unió al equipo en este momento y agregó sus dones. Cada uno de ellos dedicaba unas 20 horas a la semana a invitar a la gente a los programas, pero no lo hacían solos. Siempre que fue posible, agregaron miembros de la iglesia a su equipo y se dividieron en dos, duplicando así sus esfuerzos. Aunque se enviaron por correo algunos volantes y cartas, la mayor parte del trabajo de invitación se hizo en persona. Cientos de llamadas telefónicas, mensajes de texto y visitas, cada iniciativa impactó la comunidad.

"Es mucho más probable que las personas vengan cuando las miras a los ojos para invitarlas"(contacto personal), dice Katie. "La mayor parte de lo que llega por correo es usualmente basura, y la gente lo tira rápidamente".

"Tienes que anunciar lo que tienes", dice Katie. "Puede que tengas planeado algo fabuloso, pero si no le dices a la comunidad, no llegarás a ninguna parte. Será una pérdida de tiempo.

Una de las personas que visitó la iglesia de Dundas quedó tan impresionado con lo que estaba sucediendo que ofreció su experiencia en el área de soporte técnico. Ayudó a administrar y diseñar las plataformas de redes sociales Facebook y YouTube. También ayudó con el diseño de volantes e incluso con la configuración de códigos QR (que, cuando se escanean con un celular, dirigen a la persona al sitio web de la iglesia).

"Mi esposo y yo no somos muy expertos en tecnología", dice Katie. "Pero es muy importante maximizar el poder de los métodos más actualizados y saber cómo correr la voz. Hicimos lo que pudimos, y Dios nos bendijo".

Una de las bendiciones que recibió la iglesia fue la oportunidad de ser un sitio de prueba de COVID durante la pandemia. A medida que las personas llegaban para hacerse la prueba, tenían que pasar por los letreros que la iglesia colocó para anunciar los próximos programas. Además de la visibilidad adicional, la iglesia fue bendecida por los fondos adicionales que les dio el gobierno para brindar este servicio. Esos fondos se usaron para promover la misión de la iglesia en la comunidad.

Capítulo 6

Llamar y recibir más ayuda

"Más trabajadores" fue una de las cosas por las que la iglesia oró con urgencia desde el principio. Al hacerlo, simplemente estaban siguiendo el consejo de Jesús (Mateo 9:37-38), donde aconsejó a sus seguidores que "Entonces dijo a Sus discípulos: "La cosecha es mucha, pero los obreros pocos. Por tanto, pidan al Señor de la cosecha que envíe obreros a Su cosecha." La iglesia de Dundas tomó en serio este consejo.

"Señor, por favor envíanos más ayuda", era la oración frecuente que ascendía al cielo.

Dios escuchó y contestó esas oraciones, a veces desde lugares inesperados. Una vez, mientras Marko y su esposa asistían a una fiesta de cumpleaños, una ex adventista se acercó y les dijo: "Si vuelvo a la iglesia, me gustaría estar muy involucrada". El sábado siguiente ella vino a la iglesia.

"Ya les dije, si vuelvo, quiero participar", les recordó la señora. La esposa de Marko respondió con un abrazo.

"¡Bienvenida de nuevo! ¡Estamos muy felices de tenerte!" Y así, se agregó al equipo un nuevo miembro y una ayudante muy activo.

Se agregó otra dama al equipo, seguida un año después por dos obreros bíblicos jóvenes, uno de los cuales era de Papúa Nueva Guinea. También se agregó una joven cuyo idioma nativo es el chino mandarín. Pronto hubo cinco obreros bíblicos en total, trabajando con un salario modesto.

Cada miembro de este "pequeño ejército de obreros bíblicos" fue bendecido con diferentes talentos. La obrero bíblica china ayudó a una pareja de jubilados a utilizar el lugar amplio donde se come después de los cultos para jugar ping pong dos días entre semana. Al mismo tiempo, se llevaron a cabo clases de inglés y clases de tarjetería. Uno de las obreras bíblicas, que tenía 60 años pero estaba le gustaba el ejercicio físico, comenzó un programa de ejercicios semanales que se realiza todos los domingos por la mañana. Otro obrero bíblico inició un programa para ayudar a personas con adicciones.

Otros programas que se ofrecieron por el equipo de la iglesia incluyeron:

- Clases de cocina semanales llamadas *Comidas que Sanan*
- El *Programa para superar la depresión y ansiedad* y un seguimiento llamado *Dígase la verdad*
- Dos grupos de compañerismo para que las personas vengan, coman, hablen y se experimenten compañerismo y amistad
- Una clase llamada *Cómo perdonar*
- Clase de entrenamiento personal.

A medida que avanzaba el ciclo de evangelismo, el trabajo de puerta en puerta siguió siendo una parte importante del plan .

"Siempre hay alguien a quien tratamos de conocer", dice Katie, y agrega que estaban totalmente "enfocados en el buscador" en el trabajo. Algunos de los programas que el equipo decidió realizar se basaron en las necesidades de la comunidad. Si 2-3 personas decían que querían un programa, la iglesia lo hacía. ¡Esta iglesia está tan ocupada que literalmente tiene programas para la comunidad todos los días de la semana!

Capítulo 7

Construyendo sobre el éxito

A medida que avanzaba el ciclo de evangelismo de 6 meses, la iglesia continuó organizando (e invitando a la comunidad) a sus programas.

Al final de un ciclo de evangelismo, el Dr. Eddie Ramírez (quien había presentado una serie de seminarios de salud en 2019 justo antes de que ocurriera la pandemia y se cerrara Australia) regresó para hacer una *cena con el doctor* y otra serie de salud.

Como lo habían estado haciendo todo el tiempo, el equipo de obreros bíblicos fue de puerta en puerta para informar a la gente sobre el próximo programa especial con el Dr. Ramírez.

"Tenemos un médico de estilo de vina que viene de Pensilvania y que ha trabajado en centros de vida sana durante más de 28 años", Le decía Katie a la gente. "¡Ven a escucha lo que tiene que enseñar!"

¡Y vaya que lo hicieron! Además del grupo cada vez mayor de miembros de la iglesia, un total de 145 (en su mayoría visitas) asistieron a la cena con el Dr. Ramírez. ¡La iglesia estaba tan llena! Mientras que algunos miembros de la iglesia se sorprendieron por la gran asistencia, los de los miembros más antiguos recordaron el sueño de Marko en el que había tanta gente en la iglesia que era difícil moverse con facilidad.

"¡Marko, tu sueño se ha hecho realidad!" Le dijeron ellos. Y fue así. Marko estaba eufórico.

"Tuve que esperar 25 años", dijo. "¡Pero finalmente sucedió!"

La meta de este programa "Cena con el doctor" era invitar a las visitas que asistieron a una serie de actividades de salud de una semana de duración que siguió al evento. Al final se invitó a la gente a la próxima campaña de evangelización de la cosecha. Una vez más, se cumplió el objetivo marcado por el grupo.

Cosechando la cosecha

Cuando comenzó la campaña de evangelismo, asistían entre 60 y 80 personas todas las noches. Los miembros se sorprendieron al ver tantos, pero Katie no.

"Ganar almas es muy estratégico", dice Katie. "Al igual que plantar un jardín. Al principio, la planta apenas asoma la cabeza por encima del suelo. Muy pronto, se pone en marcha y pone pequeños brotes. Entonces realmente comienza a crecer. Al principio, comenzamos con los programas de salud. Encontramos intereses y llegamos a conocer más y más personas. Cuando estamos listos para la cosecha, las cosas realmente comienzan a crecer".

"Australia es un país muy secular", añade Marko. "Pero cuando sigues el plan de Dios, el Señor está dispuesto y es capaz de hacer un trabajo fantástico".

Así es como, en lugar de una iglesia que alguna vez estaba a punto de morir, ahora hay una iglesia internacional próspera en las que asisten con regularidad más de 120 personas cada sábado.

"Hoy solo el 5% de los miembros de la iglesia que son origen croata", dice Marko. "Australia es un país muy diverso, y nuestra iglesia refleja ese hecho. Tenemos miembros con raíces en Irán, India, Samoa, Fiji, América Latina, África y países europeos. Básicamente, de todo el mundo".

"Por todo damos gloria a Dios", dice Marko. "Él es el que es digno".

Y así es como una congregación étnica, en su mayoría de edad avanzada, creció de un mínimo de 14 asistentes a más de120 asistentes semanales en solo tres años, a pesar de la pandemia. Además, más personas están listas para tomar decisiones en las próximas campañas evangelísticas.

"¡Dios está guiando!" dice Katie, agregando que "con la ayuda de Dios, este éxito puede ser repetido por otras iglesias. Esto no es solo un 'buen método'. Este *es* el plan que se debe seguir cuando seguimos el Modelo bajo la guía y dirección del Espíritu Santo, ¡los resultados son asombrosos! Todos somos personas comunes y corrientes que nos pusimos a disposición de Dios para hacer cosas extraordinarias".

Marko está de acuerdo.

"Me gustaría animar a todos los que leen nuestra historia a saber que su iglesia también puede hacer esto", dice. "Solo sométanse a la poderosa mano de Dios. Pídanle dirección. Entonces prepárense para seguir a donde Él te guíe. ¡El Señor está dispuesto y es capaz de hacer una obra fantástica en donde tú estás!"

"Este modelo se puede aplicar en otros lugares", reitera Katie. "Y definitivamente vale la pena repetirlo. De hecho, es el plan. El ministerio de salud es el brazo derecho del evangelio. La gente está interesada en la salud. Pero solo tenemos que salir y utilizar ese brazo derecho. Así que te invito a que ores por esto y comiences a aplicar estos principios. Entonces verás que Dios te bendecirá tremendamente. Necesitamos estar ocupados trabajando por otros, debemos estar en los negocios de nuestro Padre celestial, debido al momento en que nos encontramos en la historia de este mundo. ¡El tiempo es corto! ¡Y es una bendición estar en este trabajo!"

Amén y Amén.

PASOS PARA APLICAR ESTE PLAN DE EVANGELISMO DE SALUD

A continuación se presenta un resumen de este "modelo" que, si se sigue con cuidado y oración, puede traer los mismos resultados y bendiciones que experimentó la Iglesia de Dundas en Australia:

1. Ora por reavivamiento. Ore mucho y busque a otros miembros de la iglesia para que oren con usted a una hora u horas regulares cada semana.
2. Ten fe y no te desanimes. Dios está en el negocio de convertir los lugares desolados de la tierra—y los corazones humanos—en hermosos jardines que lo glorifiquen.
3. Da un paso adelante con fe y, en la medida de lo posible, prepara las instalaciones de tu iglesia para el crecimiento que vendrá.
4. Pide ayuda a Dios, y a ministerios en regla que te apoyen. Ora para que Dios envíe a los trabajadores.
5. Desarrolla un plan de evangelismo de 6 meses que:
    1. Comienza con evangelismo de salud u otros ministerios de ayuda que permitirán a tu equipo conectarse mejor con la comunidad
    2. Utiliza al máximo los talentos específicos de los miembros de la iglesia (y otros que Dios envía)
    3. Incluye un ministerio de hospitalidad (comidas ricas y saludables servidas en un ambiente agradable)
    4. Mantén las puertas de la iglesia abiertas para actividades tantos días de la semana como sea posible.

6. Anuncia en la comunidad los programas que su iglesia está organizando
   1. Usa Facebook y otras plataformas de redes sociales lo mejor que puedas
   2. ¡Las invitaciones de persona a persona son siempre las mejores!
7. Ora al seguir adelante especialmente por cualquier adversidad.
   1. Seguramente surgirán desafíos, ya que al diablo no le gustará lo que estás haciendo.
   2. Continua con las reuniones de oración y, según sea necesario, ora más cuando surjan obstáculos.
8. Aprende de lo que estás experimentando y comienza un nuevo plan de evangelismo de 6 meses cuando termine el primero
   1. Las interacciones con la comunidad deberían decirte qué tipos de programas prefieren. Inicia nuevos programas para satisfacer las necesidades de tu comunidad específica a medida que entiendas mejor las necesidades que tienen.
   2. Invita a todos los que vengan a los programas a asistir a tu iglesia.
   3. Cultiva un ambiente cálido y acogedor en la iglesia cada sábado

¡Eso es todo! Que Dios bendiga tus esfuerzos y los de tu iglesia con muchos miembros nuevos a medida que implementas este "Modelo de salud para el reavivamiento".

La importancia de cuidar nuestros cuerpos

"¿O no saben que su cuerpo es templo del Espíritu Santo que está en ustedes, el cual tienen de Dios, y que ustedes no se pertenecen a sí mismos? Porque han sido comprados por un precio. Por tanto, glorifiquen a Dios en su cuerpo y en su espíritu, los cuales son de Dios.". (1 Corintios 6:19-20)

"Entonces, ya sea que coman, que beban, o que hagan cualquier otra cosa, háganlo todo para la gloria de Dios.". (1 Corintios 10:31)

"Te alabaré; porque asombrosa y maravillosamente he sido hecho; Maravillosas son Tus obras, Y mi alma lo sabe muy bien." (Salmo 139:14)

"Estén alerta, no sea que sus corazones se carguen con disipación, embriaguez y con las preocupaciones de la vida, y aquel día venga súbitamente sobre ustedes como un lazo." (Lucas 21:34)

"Y pon cuchillo a tu garganta Si eres hombre de mucho apetito. No desees sus manjares, Porque es alimento engañoso." (Proverbios 23:2-3)

"Por tanto, hermanos, les ruego por las misericordias de Dios que presenten sus cuerpos como sacrificio vivo y santo, aceptable a Dios, que es el culto racional de ustédes". (Romanos 12:1)

Los piadosos serán templados

"Pero el fruto del Espíritu es amor, gozo, paz, paciencia, benignidad, bondad, fe, mansedumbre, dominio propio; contra tales cosas no hay ley". (Gálatas 5:22-23)

"¡Bendita seas, oh tierra, cuyo rey es de noble cuna Y cuyos príncipes comen a su debida hora, Para fortalecerse y no para embriagarse." (Eclesiastés 10:17)

"¿No sabéis que los que corren en el estadio, todos en verdad corren, pero sólo uno obtiene el premio? Corred de tal modo que ganéis. Y todo el que compite en los juegos se abstiene de todo. Ellos lo hacen para recibir una corona corruptible, pero nosotros, una incorruptible. Por tanto, yo de esta manera corro, no como sin tener meta; de esta manera peleo, no como dando golpes al aire, sino que golpeo mi cuerpo y lo hago mi esclavo, no sea que habiendo predicado a otros, yo mismo sea descalificado." (1 Corintios 9:24-27)

"¿O no sabéis que los injustos no heredarán el reino de Dios? No os dejéis engañar: ni los inmorales, ni los idólatras, ni los adúlteros, ni los afeminados, ni los homosexuales, ni los ladrones, ni los avaros, ni los borrachos, ni los difamadores, ni los estafadores heredarán el reino de Dios." (1 Corintios 6:9-10)

La curación del cuerpo y el alma están estrechamente relacionadas

"¿Está alguno entre vosotros enfermo? Que llame a los ancianos de la iglesia y que ellos oren por él, ungiéndolo con aceite en el nombre del Señor; y la oración de fe restaurará al enfermo, y el Señor lo levantará, y si ha cometido pecados le serán perdonados. Por tanto, confesaos vuestros pecados unos a otros, y orad unos por otros para que seáis sanados. La oración eficaz del justo puede lograr mucho." (Santiago 5:14-16)

VERSÍCULOS BÍBLICOS RELEVANTES

"Viendo Jesús la fe de ellos, dijo al paralítico: Hijo, tus pecados te son perdonados. Pero estaban allí sentados algunos de los escribas, los cuales pensaban en sus corazones: ¿Por qué habla éste así? Está blasfemando; ¿quién puede perdonar pecados, sino sólo Dios? Y al instante Jesús, conociendo en su espíritu que pensaban de esa manera dentro de sí mismos, les dijo: ¿Por qué pensáis estas cosas en vuestros corazones? ¿Qué es más fácil, decir al paralítico: "Tus pecados te son perdonados", o decirle: "Levántate, toma tu camilla y anda"? Pues para que sepáis que el Hijo del Hombre tiene autoridad en la tierra para perdonar pecados (dijo al paralítico): A ti te digo: Levántate, toma tu camilla y vete a tu casa." (Marcos 2:5-11)

"Por tanto, amados, teniendo estas promesas, limpiémonos de toda inmundicia de la carne y del espíritu, perfeccionando la santidad en el temor de Dios." (2 Corintios 7:1)

" No seas sabio a tus propios ojos, teme al SEÑOR y apártate del mal. Será medicina para tu cuerpo y refrigerio para tus huesos. ". (Proverbios 3:7-8)

Dios, el Gran Sanador, quiere que seamos saludables

"Amado, ruego que seas prosperado en todo así como prospera tu alma, y que tengas buena salud." (3 Juan 2)

"El da fuerzas al fatigado, y al que no tiene fuerzas, aumenta el vigor. Aun los mancebos se fatigan y se cansan, y los jóvenes tropiezan y vacilan, pero los que esperan en el SEÑOR renovarán sus fuerzas; se remontarán con alas como las águilas, correrán y no se cansarán, caminarán y no se fatigarán." (Isaías 40:29-31)

"Bendice, alma mía, al SEÑOR, y no olvides ninguno de sus beneficios. El es el que perdona todas tus iniquidades, el que sana todas tus enfermedades..." (Salmo 103:2-3)

Jesús fue un gran sanador

"Y Jesús iba por toda Galilea, enseñando en sus sinagogas y proclamando el evangelio del reino, y sanando toda enfermedad y toda dolencia en el pueblo." Mateo 4:23

"Porque para este propósito habéis sido llamados, pues también Cristo sufrió por vosotros, dejándoos ejemplo para que sigáis sus pisadas" (1 Pedro 2:21).

"Y al atardecer, le trajeron muchos endemoniados; y expulsó a los espíritus con su palabra, y sanó a todos los que estaban enfermos, para que se cumpliera lo que fue dicho por medio del profeta Isaías cuando dijo: El mismo tomo nuestras flaquezas y llevo nuestras enfermedades.". (Mateo 8:16-17)

Los discípulos comprometidos en la curación

"Y echaban fuera muchos demonios, y ungían con aceite a muchos enfermos y los sanaban." (Marcos 6:13)

"Entonces llamando a sus doce discípulos, Jesús les dio poder sobre los espíritus inmundos para expulsarlos y para sanar toda enfermedad y toda dolencia." (Mateo 10:1)

"Y designó a doce, para que estuvieran con El y para enviarlos a predicar, y para que tuvieran autoridad de expulsar demonios." (Marcos 3:14-15)

"Reuniendo a los doce, les dio poder y autoridad sobre todos los demonios y para sanar enfermedades. Y los envió a proclamar el reino de Dios
y a sanar a los enfermos." (Lucas 9:1-2)

"Después de esto, el Señor designó a otros setenta, y los envió de dos en
dos delante de El, a toda ciudad y lugar adonde El había de ir... sanad a
los enfermos que haya en ella, y decidles: "Se ha acercado a vosotros el
reino de Dios." (Lucas 10:1-9)

Los remedios naturales fueron parte de las curaciones bíblicas

"El respondió: El hombre que se llama Jesús hizo barro, lo untó sobre
mis ojos y me dijo: "Ve al Siloé y lávate." Así que fui, me lavé y recibí la
vista." (Juan 9:11)

"Entonces Isaías dijo: Tomad una masa de higos. La tomaron y la
pusieron sobre la úlcera, y sanó." (2 Reyes 20:7)

"Y fue a él, y vendó sus heridas, rociándolo con aceite y vino, y lo
puso sobre su propia bestia, y lo llevó a una posada, y cuidó de él".
(Lucas 10:34)

" Junto al río, en su orilla, a uno y otro lado, crecerán toda clase de
árboles que den fruto para comer. Sus hojas no se marchitarán, ni faltará
su fruto. Cada mes darán fruto porque sus aguas fluyen del santuario;
su fruto será para comer y sus hojas para sanar." (Ezequiel 47:12)

Promesas de salud y sanación para los fieles

" Mas serviréis al SEÑOR vuestro Dios, y El bendecirá tu pan y tu agua;
y yo quitaré las enfermedades de en medio de ti." (Éxodo 23:25)

""Porque yo te devolveré la salud, y te sanaré de tus heridas"--declara el SEÑOR--" (Jeremías 30:17)

"No te enviaré ninguna de las enfermedades que envié sobre los egipcios; porque yo, el SEÑOR, soy tu sanador." (Exodo 15:26)

"Bendito sea el Señor, que cada día lleva nuestra carga, el Dios que es nuestra salvación." (Salmo 68:19)

Los creyentes están llamados a compartir el evangelio (incluido el mensaje de salud)

"Y acercándose Jesús, les habló, diciendo: Toda autoridad me ha sido dada en el cielo y en la tierra. Id, pues, y haced discípulos de todas las naciones, bautizándolos en el nombre del Padre y del Hijo y del Espíritu Santo, enseñándoles a guardar todo lo que os he mandado; y he aquí, yo estoy con vosotros todos los días, hasta el fin del mundo." (Mateo 28:18-20)

"y les dijo: Así está escrito, que el Cristo padeciera y resucitara de entre los muertos al tercer día; y que en su nombre se predicara el arrepentimiento para el perdón de los pecados a todas las naciones, comenzando desde Jerusalén. Vosotros sois testigos de estas cosas. Y he aquí, yo enviaré sobre vosotros la promesa de mi Padre; pero vosotros, permaneced en la ciudad hasta que seáis investidos con poder de lo alto." (Lucas 24:46-49)

"fortaleceos en el Señor y en el poder de su fuerza. Tomad también el YELMO DE LA SALVACION, y la espada del Espíritu que es la palabra de Dios." (Jeremias 46:4)

"Llevad los unos las cargas de los otros, y cumplid así la ley de Cristo." (Gálatas 6:2)

"Así que, nosotros los que somos fuertes, debemos sobrellevar las flaquezas de los débiles y no agradarnos a nosotros mismos." (Romanos 15:1)

" No niegues el bien a quien se le debe, cuando esté en tu mano el hacerlo." (Proverbios 3:27)

Una continuación de la obra de Cristo

"Cristo ya no está en este mundo en persona, para recorrer nuestras ciudades y pueblos y aldeas, sanando a los enfermos; pero nos ha comisionado para llevar adelante la obra médico misionera que Él comenzó". (*Testimonios para la Iglesia* vol. 9 p. 168)

" Los siervos de Cristo han de seguir su ejemplo. Cuando él iba de lugar en lugar, confortaba a los dolientes y sanaba a los enfermos. Luego les exponía las grandes verdades referentes a su reino. Esta es la obra de sus seguidores." (*Palabras de Vida del Gran Maestro* págs. 233-234)

"Sólo el método de Cristo será el que dará éxito para llegar a la gente. El Salvador trataba con los hombres como quien deseaba hacerles bien. Les mostraba simpatía, atendía a sus necesidades y se ganaba su confianza. Entonces les decía: "Seguidme."" (*Ministerio de Curación* p. 102)

La Conexión Salud – Espiritualidad

"La salud es una bendición cuyo valor pocos aprecian; no obstante, de ella depende mayormente la eficiencia de nuestras facultades mentales y físicas. Nuestros impulsos y pasiones tienen su asiento en el cuerpo, y éste debe conservarse en la mejor condición física, y bajo las influencias más espirituales, a fin de que pueda darse el mejor uso a nuestros talentos. Cualquier cosa que disminuya la fuerza física, debilita la mente y la vuelve menos capaz de discernir entre lo bueno y lo malo. Nos volvemos menos capaces de escoger lo bueno, y tenemos menos fuerza de voluntad para hacer lo que sabemos que es recto." (*Palabras de Vida del Gran Maestro* p. 281)

"La violación de la ley física es transgresión de la ley moral; porque Dios es tan ciertamente el autor de las leyes físicas como lo es de la ley moral. Su ley está escrita con su propio dedo sobre cada nervio, cada músculo y cada facultad que ha sido confiada al hombre. Y todo abuso que cometamos de cualquier parte de nuestro organismo es una violación de dicha ley." (*Lecciones objetivas de Cristo* págs. 282)

El trabajo de cada miembro

"Todos necesitan conocer el organismo más maravilloso: el cuerpo humano...Deberían estudiar la influencia de la mente en el cuerpo, la del cuerpo en la mente, y las leyes que los rigen.". (*Ministerio de Curación* p. 90)

"Todo obrero evangélico debe saber aplicar los sencillos tratamientos que son tan eficaces para aliviar el dolor y curar las enfermedades." (*Ministerio de Curación* p. 104)

"Hemos llegado a un tiempo en que cada miembro de la iglesia debe emprender la obra médica misionera. El mundo es un lazareto lleno de víctimas de enfermedades tanto físicas como espirituales. Por todas partes la gente perece por falta de conocimiento de las verdades que han sido encomendadas a nosotros. Los miembros de la iglesia necesitan un despertar, para que puedan darse cuenta de su responsabilidad de impartir estas verdades". (*Testimonios para la Iglesia* vol. 7 p. 62)

Los que emprenden esta línea de trabajo [publicaciones en circulación] deben ir preparados para hacer la obra médico misionera. Los enfermos y los que sufren deben ser ayudados. Muchos por quienes se hace esta obra de misericordia escucharán y aceptarán las palabras de vida. (*Testimonios para la Iglesia* vol. 9 p. 34)

"Que nuestra gente demuestre que tiene un interés vivo en la obra médico misionera. Que se preparen para ser útiles estudiando los libros que se han escrito para nuestra instrucción en estas líneas. Estos libros merecen mucha más atención y reconocimiento del que han recibido". (*Testimonios para la Iglesia* vol. 7 p. 63)

El trabajo de cada iglesia

"Hay un mensaje con respecto a la reforma pro salud que debe llevarse en cada iglesia". (*Testimonios para la Iglesia* vol. 6 p. 370)

"La obra médica misionera debe ser parte del trabajo de cada iglesia en nuestra tierra". (*Testimonios para la Iglesia* vol. 6 p. 289)

Trabajadores instados a seguir adelante

"Que lleven el principio vivo de la reforma pro salud a las comunidades que en gran medida ignoran estos principios". (*Testimonios para la Iglesia* vol. 9 p. 118)

"Tengo instrucciones de decirles a los educadores de la reforma pro salud, sigan adelante. El mundo necesita hasta el último ápice de la influencia que puedas ejercer para hacer retroceder la ola de aflicción moral. Que aquellos que enseñan el mensaje del tercer ángel se mantengan fieles a sus valores". (*Testimonios para la Iglesia* vol. 9 p. 113)

Una fuente de gran fuerza espiritual

"Nada dará mayor fuerza espiritual y un mayor aumento de fervor y profundidad de sentimiento, que visitar y ministrar a los enfermos y abatidos, ayudándolos a ver la luz y a afianzar su fe en Jesús". (*Testimonios para la Iglesia* vol. 4 pp. 75-76)

El plan para el avivamiento

"Haga que los hombres y mujeres jóvenes de las iglesias trabajen. Combinar la obra médico misionera con la proclamación del mensaje del tercer ángel. Haga esfuerzos regulares y organizados para sacar a los miembros de la iglesia del nivel muerto en el que han estado durante años. Envíe a las iglesias obreros que vivan los principios de la reforma pro salud. Que sean enviados aquellos que puedan ver la necesidad de sacrificio en el apetito, o serán una trampa para la iglesia. Mirad que el aliento de vida no entrará entonces en nuestras iglesias". (*Testimonios para la Iglesia* vol. 6 p. 267)

Un gran calmante de los nervios

"La influencia del Espíritu de Dios es la mejor medicina para la enfermedad. El cielo es todo salud; cuanto más profundamente se perciban las influencias celestiales, más segura será la recuperación del inválido creyente." (*Consejos para Padres, Maestros y Estudiantes p* . 13)

"La enfermedad de la mente prevalece en todas partes. Las nueve décimas partes de las enfermedades que padecen los hombres tienen su fundamento aquí. Tal vez algún problema de vivir en el hogar es, como un chancro, carcomiendo hasta el alma y debilitando las fuerzas vitales. El remordimiento por el pecado a veces socava la constitución y desequilibra la mente. También hay doctrinas erróneas, como la de un infierno que arde eternamente y el tormento sin fin de los malvados, que, al dar puntos de vista exagerados y distorsionados del carácter de Dios, han producido el mismo resultado en mentes sensibles. Los infieles se han aprovechado al máximo de estos lamentables casos, atribuyendo la locura a la religión; pero esto es un escrito grosero y uno que no estarán complacidos de cumplir con el tiempo. La religión de Cristo, lejos de ser la causa de la locura, es uno de sus remedios más eficaces; porque es un potente calmante de los nervios." (*Testimonios para la Iglesia* vol. 5 p. 443)

" Dios se propone que oigan su voz los enfermos, los desdichados y los poseídos de espíritus malignos. Por medio de sus agentes humanos quiere ser un consolador como nunca lo conoció el mundo." (*Ministerio de Curación* p. 73)

Entrelazados con la Obra del Evangelio

"La luz que Dios ha dado con respecto a la reforma pro salud es para nuestra salvación y la salvación del mundo." (*Consejos de Salud* p. 443)

"Él (Dios) no deseaba que la obra médico misionera se separara de la obra evangélica, o que la obra evangélica se separara de la obra médico misionera. Estos son para licuar. La obra médica misionera debe considerarse como la obra pionera. Debe ser el medio para romper el prejuicio. Como el brazo derecho, es para abrir puertas para el mensaje del evangelio". (*Manuscript Release 6* p. 310)

"La obra médica misionera debe ser para la obra de la iglesia como el brazo derecho del cuerpo. El tercer ángel sale proclamando los mandamientos de Dios y la fe de Jesús. La obra médico misionera es el evangelio en la práctica. Todas las líneas de trabajo deben combinarse armoniosamente al dar la invitación: 'Ven; porque todas las cosas ya están listas.'" (*Testimonios para la Iglesia* vol. 8 p. 77)

"(La obra de salud se debe destacar) con habilidad científica, con poder moral y espiritual y como fiel centinela de la reforma en todo sentido. Todos los que tuvieran una parte en estas instituciones debían ser reformadores." (*Consejos de Salud* p. 202)

La mano derecha, el abrepuertas y la cuña de entrada

"La obra médico misionera es la diestra del evangelio. Es necesario para el avance de la causa de Dios. A medida que a través de ella los hombres y las mujeres sean inducidos a ver la importancia de los hábitos correctos de vida, se dará a conocer el poder salvador de la verdad. Cada ciudad debe ser ingresada por obreros capacitados para hacer obra médica misionera. Como la mano derecha del mensaje del tercer ángel, los métodos de Dios para tratar la enfermedad abrirán las puertas para la entrada de la verdad presente". (*Testimonios para la Iglesia* vol. 7 p. 59)

"El ejemplo de Cristo debe ser seguido por aquellos que dicen ser sus hijos. Alivia las necesidades físicas de tus semejantes, y su gratitud derribará las barreras y te permitirá llegar a sus corazones. Considera este asunto seriamente". (*Testimonios para la Iglesia* vol. 9 p. 127)

"La obra de la reforma pro salud es el medio del Señor para disminuir el sufrimiento en nuestro mundo y para purificar Su iglesia. Enseñad a la gente que pueden actuar como la mano amiga de Dios, cooperando con el Maestro Obrero en la restauración de la salud física y espiritual. Esta obra lleva la firma del Cielo y abrirá puertas para la entrada de otras preciosas verdades. Hay espacio para que trabajen todos los que se hagan cargo de esta obra de manera inteligente.' (*Testimonios para la Iglesia* vol. 9 pp. 112-113)

"Primero satisfaga las necesidades temporales de los necesitados y alivie sus necesidades y sufrimientos físicos, y luego encontrará una avenida abierta al corazón, donde puede plantar las buenas semillas de la virtud y la religión". (*Testimonios para la Iglesia* vol. 7 p. 227)

"Muchos que no son de nuestra fe anhelan la misma ayuda que los cristianos tienen el deber de dar. Si el pueblo de Dios mostrara un interés genuino en su prójimo, las verdades especiales para este tiempo alcanzarían a muchos. Nada dará ni podrá jamás dar carácter al trabajo como ayudar a las personas donde están. Miles podrían estar regocijándose hoy en el mensaje, si aquellos que afirman amar a Dios y guardar Sus mandamientos trabajaran como Cristo trabajó. Cuando la obra médica misionera gana a hombres y mujeres al conocimiento salvador de Cristo y de su verdad, se puede invertir dinero y trabajo fervoroso en ella; porque es una obra que perdurará." (*Testimonios para la Iglesia* vol. 6 p. 280)

"El Señor ha especificado que ambos deben estar tan estrechamente relacionados, como el brazo lo está con el cuerpo. Sin esta unión, ninguna parte de la obra está completa. La obra médica misionera es una ilustración práctica del Evangelio." (*Consejos de Salud* p. 525)

La urgencia del trabajo

"Se me ha instruido que la obra médica misionera descubrirá, en lo más profundo de la degradación, a hombres que, aunque se hayan entregado a hábitos intemperantes y visiosos, responderán al tipo correcto de trabajo. Pero necesitan ser reconocidos. y alentados. Se requerirá un esfuerzo firme, paciente y ferviente para levantarlos. No pueden restaurarse a sí mismos. Es posible que escuchen el llamado de Cristo, pero sus oídos están demasiado embotados para captar su significado; sus ojos están demasiado ciegos para ver nada. bien reservado para ellos. Están muertos en sus delitos y pecados. Sin embargo, incluso estos no deben ser excluidos de la fiesta del evangelio. Deben recibir la invitación: "Ven". Aunque se sientan indignos, el Señor dice: "Fuerzalos a entrar". No escuchéis excusas. Por amor y bondad, agarraos bien de ellos." (*Testimonios para la Iglesia* vol. 6 pp. 279-80)

"Que la obra del Señor siga adelante. Que avance la obra médico misionera y educativa. Estoy seguro de que esta es nuestra gran carencia: trabajadores fervorosos, devotos, inteligentes y capaces". (*Testimonios para la Iglesia* vol. 9 pp. 168-169)

Puede hacer mucho más bien que el ministerio solo

"Me ha sorprendido mucho que algunos médicos me preguntaran si no pienso que sería más agradable a Dios que abandonarán su práctica médica para dedicarse de lleno al ministerio. Estoy preparada para contestar tal averiguación: si además de ser cristiano usted es un médico competente, se haya calificado para realizar un bien diez veces mayor como misionero de Dios, que si saliera solamente como un predicador de la Palabra." (*Consejos de Salud* p. 503)

"Algunos fallan por completo en darse cuenta de la importancia de que los misioneros sean también médicos misioneros. Un ministro del evangelio tendrá el doble de éxito en su trabajo si entiende cómo tratar la enfermedad ... Un ministro del evangelio, que también es un médico misionero, que puede curar dolencias físicas, es un trabajador mucho más eficiente que uno que no puedo hacer esto Su obra como ministro del evangelio es mucho más completa". (*Ministerio Médico* p. 245)

Un Río de Vida por la Bondad de Dios

"La obra médica misionera y el ministerio evangélico son los canales a través de los cuales Dios busca derramar un suministro constante de Su bondad. Deben ser como el río de vida para el riego de Su iglesia". (*Echo de la Biblia* , 12 de agosto de 1901)

La obra pionera del evangelio

" La obra del misionero médico es precursora de la obra del Evangelio. En el ministerio de la Palabra y en la obra del médico misionero, el Evangelio ha de ser predicado y puesto por obra." (*Ministerio de Curación* p. 103)

El camino para llegar a las grandes ciudades

"De ahora en adelante, la obra médica misionera debe llevarse a cabo con un fervor con el que nunca antes se ha llevado a cabo. Esta obra es la puerta a través de la cual la verdad encontrará la entrada a las grandes ciudades". (*Testimonios para la Iglesia* vol. 9 p. 167)

La única línea de trabajo permitida al final

"Quiero decirles que pronto no se hará obra en líneas ministeriales sino obra médico misionera". (*Consejos de Salud* p. 533)

"A medida que la agresión religiosa destruya las libertades de nuestra nación, los que se mantengan de parte de la libertad de conciencia serán colocados en una posición desfavorable. Por su propio beneficio deberían actuar con inteligencia, mientras tienen oportunidad todavía y aprender acerca de las causas, la prevención y el tratamiento de las enfermedades. Al hacerlo, encontrarán un campo de labor en todas partes. Habrá muchas personas enfermas que necesitarán ayuda, no solamente entre los de nuestra propia fe, sino mayormente entre los que no conocen la verdad." (*Consejos de Salud* p. 506)

Promesas de Bendición, Éxito y Resultados Sobrenaturales

" Si hacemos nuestra parte con fe, Dios abrirá delante de nosotros caminos con los que ahora ni soñamos." (*Mensajes selectos* vol. 2 p. 206)

"Los recursos naturales. utilizados de acuerdo con la voluntad de Dios, producen resultados sobrenaturales. Pedimos un milagro, y el Señor dirige la mente hacia algún remedio sencillo. Pedimos que se nos libre de la pestilencia que anda en la oscuridad y que ataca con tanta violencia en todo el mundo; pero después de eso debemos colaborar con Dios observando los principios que rigen la salud y la vida." (*Mensajes selectos* vol. 2 p. 346)

"Mucho de lo que es para el beneficio de todos para entender ha sido escrito con el propósito especial de instruir en los principios de la salud. Aquellos que estudien y practiquen estos principios serán grandemente bendecidos, tanto física como espiritualmente". (*Testimonios para la Iglesia* vo. 7 p. 63)

"Si hubieras llevado adelante la obra en las líneas en las que Dios tenía la intención de que lo hicieras, si hubieras hecho la obra médica misionera, tratando de sanar el alma y el cuerpo, habrías visto a cientos y miles viniendo a la verdad". (*Materiales de estudio de 1888* p. 1750)

ACERCA DE LOS PROGRAMAS "CENA CON EL DOCTOR"

¿Qué?

Los programas por la tarde de "Cena con el doctor" son programas amenos desarrollados para educar a las personas sobre cómo mejorar su salud incorporando alimentos integrales y vegetarianos para prevenir y mejorar enfermedades. También son una forma divertida e informativa de:

- Compartir una deliciosa comida saludable vegetariana con miembros de la comunidad local.
- Presente a amigos y conocidos el sabor de una deliciosa cena vegetariana hecha de forma saludable
- Para conocer mejor a amigos y vecinos

¿Dónde?

A menudo se llevan a cabo en las escuelas o en el comedor de las iglesias, los programas de "Cena con el doctor" pueden llevarse a cabo en cualquier lugar donde la gente se pueda sentar y haya instalaciones para preparar alimentos adecuados para un grupo de personas.

¿Cuando?

La "Cena con el Doctor" generalmente se lleva a cabo durante la cena. Aunque en algunos lugares el "desayuno con el doctor" también ha sido un programa exitoso especialmente el fin de semana.

¿Quienes?

El equipo para un programa de "Cena con el doctor" normalmente incluye:

- Un médico o presentador que esté familiarizado con el mensaje de salud y la medicina de estilo de vida *
- Una organización patrocinadora (como una iglesia, escuela o ministerio) que proporcione el lugar, los fondos y las relaciones públicas para el evento .
- Un chef o equipo de cocineros para preparar y servir una deliciosa comida vegetariana.
- Un ministro (o equipo ministerial) de la iglesia local, junto con los miembros de apoyo de la iglesia, para recibir y conectarse con los asistentes.
- Equipo que de seguimiento. Se debe aplicar una encuesta al principio o al final de evento en el cual usted pregunte a los asistentes que interés tienen. Quisieran aprender en un futuro próximo acerca de un tema en especifico como diabetes, hipertensión, depresión, obesidad, etc? Quisieran tener una mejor familia? Mejor finanzas? Empezar estudios bíblicos? De esa forma se pueden planear programas futuros que satisfagan esas necesidades de la comunidad y su usted obtiene el contacto de esas personas puede invitarlas cuando estén listos esos eventos.

¿Cómo?

Aunque hay varias formas diferentes de presentar estos programas, a menudo incluyen:

- Una gratuita, deliciosa y saludable vegetariana. El evento se puede hacer gratuitamente, puede tener una cierta cuota de cooperación o pueden pedirse donaciones.

- Un libro gatuito que se entrega al final para aquellos que completan la encuesta que indica qué tipo de otros programas podrían interesarles .
- La presentación del tema por del médico se presenta durante la comida, a veces durante el postre o después de la comida.
- La conferencia del médico suele durar unos 45 minutos, con una oportunidad para hacer preguntas al final.
- Dependiendo de las elecciones de los organizadores, a veces hay :
  - Un cargo por la comida
  - registro requerido
  - La oportunidad de hacer una donación para ayudar a cubrir los costos

Programación Dr. Ramírez

En todo el mundo, hay muchos médicos, profesionales de salud o laico preparados con un excelente conocimiento de la medicina del estilo de vida que podrían hablar en este tipo de eventos. En Pensilvania, el Dr. Eddie Ramírez, @EddieRDMD, Director Ejecutivo de *Adventist WholeHealth Network..* La agenda del Doctor Ramírez está bastante ocupado pero en ocasiones el puede tener disponibilidad para apoyar con este tipo de programas. Para programar al Dr. Ramírez, mande un Whatsapp al +1 (610) 938-3757 o eddierd@gmail.com (nota, este número y correo solo están disponibles para solicitar invitaciones de comida con el doctor o eventos similares).

Las ideas de temas que el Dr. Ramírez ha presentado en el pasado (y que también otros médicos pudieran presentar) incluyen:

- Pasos basados en evidencia para construir un sistema inmunológico más fuerte
- Como nuestros hábitos tienen una influencia sobre nuestros genes
- La inflamación que destruyen la salud
- Revierte la diabetes tipo 2

- Claves para superar la depresión y la ansiedad
- Deteniendo el asesino número uno de tu comunidad

Sana tu vida, sanando tu mente.

Mire el video de YouTube que inspiró este libro.

www.ingramcontent.com/pod-product-compliance
Lightning Source LLC
Chambersburg PA
CBHW070031030426

42335CB00017B/2392